Professeur L. LANDOUZY

Le Toucher des Écrouelles
L'Hôpital Saint-Marcoul
Le Mal du Roi

ARMES DE REIMS

[illegible] Cie, PARIS

Professeur L. LANDOUZY

Le Toucher des Écrouelles
L'Hôpital Saint-Marcoul
Le Mal du Roi

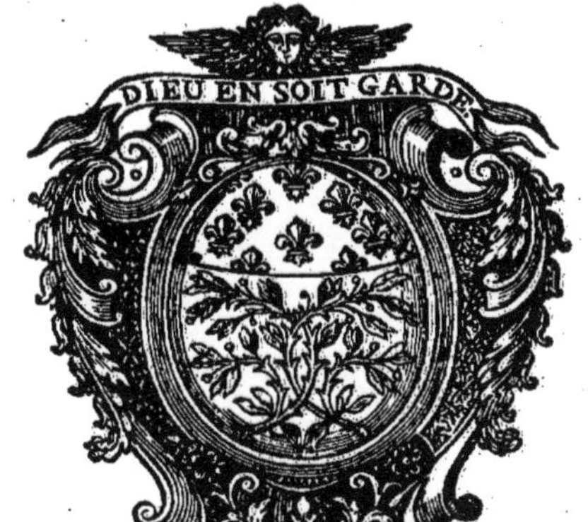

ARMES DE REIMS

MASSON ET Cie, PARIS.

Cet opuscule imprimé pour la Session rémoise

AFAS

1er AOUT 1907

est le développement d'un court article paru, le 10 Mai 1905,

in « La Presse Médicale »

L'Association Française pour l'Avancement des Sciences profite volontiers de son passage par nos vieilles provinces pour étudier quelque coutume, quelque fait ou quelque monument intéressant l'histoire particulière des villes qui reçoivent le Congrès.

L'Association siégeant cette année à Reims, il me paraît opportun, dans leurs rapports médiats avec la Médecine, d'évoquer en une esquisse, quelques points de l'histoire du Sacre, de la Sainte Ampoule, et de l'Onction par laquelle était conférée au Roi, entre autres insignes privilèges, la puissance de *guérir les écrouelles*.

L'Onction, revendiquée comme preuve de préséance des Rois d'Espagne; le Toucher de nos Rois, très chrétiens, après leur intercession au tombeau de saint Marcoul, au prieuré de Corbeny en Lannois; le Toucher pratiqué par les Rois d'Angleterre, protestants, en manière de revendication de leurs droits au trône de France; sont des faits intéressants à bien des points de vue. Ils nous apprennent, à nous autres médecins, ce qu'était au XVIe et au XVIIe siècle, l'importance des **endémies** strumeuses d'au delà et d'en deçà de la Manche; ils nous informent, sous le vocable de saint Marcoul, de la fondation d'un hôpital rémois **d'isolement** pour les écrouelleux **contagieux**; hôpital doté, par Lettres Patentes de Louis XIV, d'une constitution **séculière**.

Ces faits nous rappellent quelqu'une des anciennes institutions d'Assistance publique; ils instruisent encore l'histoire para-médicale des Saints Guérisseurs qui furent de tous les temps et de tous les pays, et dont l'étude[1] nous a, parfois, singulièrement renseignés sur la Pathologie du Moyen-Age et de la Renaissance.

A l'intérêt propre du sujet, s'ajoute la curiosité d'évoquer toute une documen-

1. Voir : L'*Art et la Médecine*, du Dr Paul Richer. — *La nouvelle Iconographie de la Salpêtrière*.

tation que nous laissaient, du XIVe siècle au XVIIIe siècle, chirurgiens et médecins tels que : Guy de Chauliac[1], Tagault[2], André du Laurens, médecin de Henri IV; Dionis, chirurgien ordinaire de Marie-Thérèse d'Autriche; Jean-Jacques Chifflet, archiâtre de Philippe IV; John de Gadsden, médecin d'Edouard II; John Brown et sir Thomas Brown; Wiseman, chirurgien des armées de Charles Ier.

A cet intérêt général, s'ajoute enfin l'attrait particulier de pouvoir montrer ce qu'était au XVIIe siècle, dans la ville du Sacre, la vie hospitalière et communale que récemment nous dépeignait M. Henri Jadart, l'un de nos plus érudits compatriotes.

1. «... ie confesse que le sérénissime Roy de France en guarit plusieurs en touchant, par divine vertu. »

GRANDE CHIRURGIE DE GUY DE CHAULIAC, médecin de Urbain V, 1363.

Chapitre des nœuds, glandes, écrouelles et toutes excressences phlegmatiques.

2. « Toutefois i'ose asseurer que le très chrestien Roy de France, guérit les scrofuleux et malades des escrouelles par le seul toucher de la main. »

LA CHIRURGIE DE MAITRE JEAN TAGAULT, 1563.

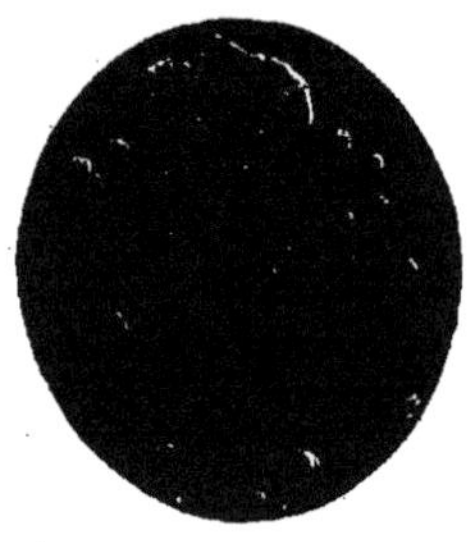

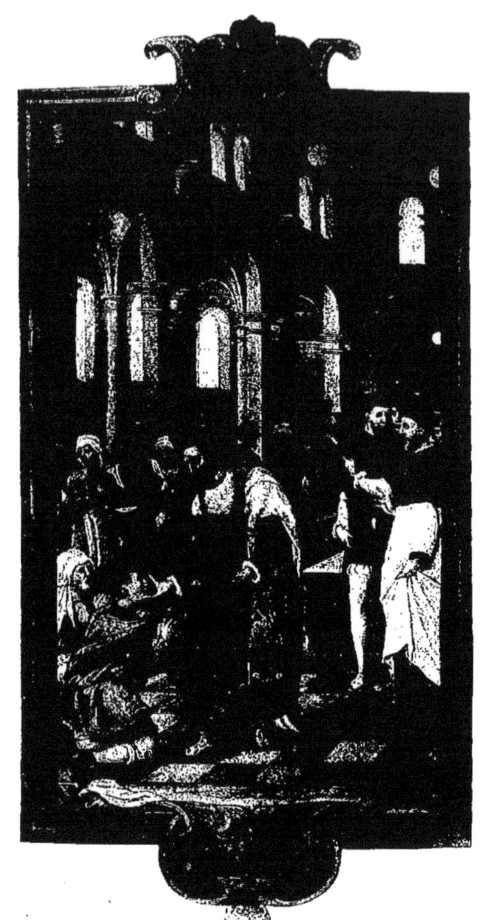

LE ROI TOUCHANT LES ÉCROUELLES

Heures de Henri II : même École Française, XVIe siècle
que la Légende de Sainte Marguerite
prêtée à l'Exposition des Primitifs
par S. M. Edouard VII.

Cl. de la Presse médicale : 10 Mai 1905

Le Toucher des Écrouelles

Il est de connaissance vulgaire que les Rois de France recevaient, par grâce divine, le jour de leur Sacre, entre autres privilèges, celui de guérir, par miracle, les écrouelles[1].

Bien peu de nos monarques manquèrent à la cérémonie du « toucher royal » qui faisait partie du rituel du Sacre au même titre que le serment et l'élection du Roi, sa consécration, la bénédiction des ornements royaux, de l'anneau, du sceptre, de l'épée de Charlemagne, le couronnement et l'intronisation.

Le toucher des malades atteints d'écrouelles était le premier acte solennel par lequel le roi prouvait aux peuples : que l'onction de la Sainte Ampoule, reçue des mains de l'Archevêque de Reims, Primat des Gaules, lui conférait un pouvoir surnaturel; qu'il était *politiquement* l'Oint du Seigneur.

Le toucher sera la première chose que fera Henri IV, dès son entrée dans sa bonne ville de Paris, quelques semaines après son sacre à Notre-Dame de Chartres, la cérémonie n'ayant pu avoir lieu à Reims, les Guise occupant la Champagne.

Le Sacre, « cérémonie qui en impose si fort au peuple », avait été jugé particulièrement indispensable pour un roi à peine réuni à l'Eglise dominante; c'était pour Henri IV le plus sûr moyen de se faire accepter par tous les partis. Pourtant, combien de difficultés ne fallait-il pas résoudre avant de pouvoir sacrer le Béarnais à Chartres?

Pour lever la première, on fit remarquer que ni Pépin, ni Charlemagne, ni Robert, fils de Hugues Capet, ni Louis le Gros, n'avaient été sacrés à Reims. Res-

1. Ce qui faisait écrire par Voltaire à Frédéric II, roi de Prusse, 7 juillet 1775 : « Votre alliée l'Impératrice Catherine fait, comme vous, de grandes choses. Elle fait surtout du bien à ses sujets; mais le roi de France l'emporte sur tous les rois, puisqu'il fait des miracles. Il a touché à son sacre deux mille quatre cents malades d'écrouelles, et il les a sans doute guéris. Il est vrai qu'il y eut une des maîtresses de Louis XIV qui mourut de cette maladie, quoiqu'elle eût été très bien touchée; mais un tel cas est très rare. »

tait la difficulté rituelle de ne pas disposer de la Sainte Ampoule, vénérée de toute la chrétienté, et gardée à l'abbaye de Saint-Rémi. C'est alors, que mettant l'Histoire au service du Prince, on discute sérieusement l'authenticité du miracle de la Sainte Ampoule! On argue du silence gardé par saint Rémi et par Grégoire de Tours, pour démontrer, que au baptême de Clovis, l'apport de l'ampoule par un ange... ou par une colombe... appartient à la catégorie des légendes dont maints chroniqueurs et imagiers se complaisaient à enjoliver la vie des saints. De plus, la Critique intéressée à servir la conversion de Henri IV, fait remarquer que c'est baptisé et non sacré que fut Clovis. Cette double suspicion jetée, tant sur l'onction elle-même que sur la nature miraculeuse, le caractère rituel et *protocolaire* de la Sainte Ampoule, devait, un siècle plus tard, (cette fois pour affirmer la préséance des rois d'Espagne), être, de la part de J.-J. Chifflet[1], l'objet d'un travail que ne désavouerait pas la méthode historique moderne[2]. Ledit travail paraîtrait un pur enfantillage à qui ne ferait pas la part du milieu dans lequel vivait J.-J. Chifflet : apparemment, qu'en d'autres temps, sa critique se serait exercée sur des questions plus importantes.

1. Chifflet, Jean-Jacques, né à Besançon en 1588, mort en 1660. Médecin ordinaire de la Reine des Pays-Bas; médecin de Philippe IV, roi d'Espagne, qui le chargea d'écrire l'histoire de la « Toison d'Or ». Il a publié outre des œuvres politico-historiques :

Singulares ex curationibus et cadaverum sectionibus observationes : *Parisiis*, 1612, in-8°.

Pulvis febrifugus, orbis americani Iovani, 1653, in-4°.

Ce dernier livre était hostile au quinquina, ce pourquoi Guy Patin (lettre CCLV, édition Reveillé-Parise) écrit : « Le livre du *pulvis febrifugus* de Chifflet a été ici bien reçu : la drogue est éventée, elle ne fait plus ici de miracle : *penè solos habuit præcones loyolitas.* »

2. C'est presque un livre que J.-J. Chifflet consacre à la tâche qu'il s'est donnée. Le livre est écrit en latin; nous traduisons le titre littéralement, et donnons quelques citations pour bien montrer le caractère de cette œuvre purement politique.

ENQUÊTE NOUVELLE ET COMPLÈTE SUR L'AMPOULE DE REIMS
POUR RÉSOUDRE LA QUESTION DE LA PRÉROGATIVE ENTRE LES ROIS
SUIVIE D'UN APPENDICE SUR L'ONCTION DES ROIS,
CONTRE JACQUES-ALEXANDRE LE TANNEUR, FUNESTE DÉFENSEUR DE LA VÉRITÉ FARDÉE
PAR LE CHEVALIER JEAN-JACQUES CHIFFLET, DE LA COMPAGNIE ROYALE DES ARCHIATRES.
ANTVERPIÆ
EX OFFICINA PLANTINIANA
BALTHASARIS MORETI
MDCLI
(Bibliothèque nationale : Li 25-35, 457).

L'origine céleste de l'Ampoule de Reims n'est qu'une fable. Les auteurs du v° et du vi° siècle n'en parlent pas; les vieilles chroniques n'en font pas mention. Dans l'épître qu'il adresse à Clovis, récemment baptisé, saint Avit, qui avait assisté au baptême, ne mentionne pas l'apport miraculeux de l'ampoule par une colombe, et si ce fait s'était produit « Dieu bon, avec quelle joie et quelle profusion de louanges saint Avit ne l'eût-il point décrit! » Saint Rémi n'en dit pas davantage. Même silence des Évêques du vi° siècle, de Nicet de Trèves, de Grégoire de Tours, des autorités des vii°, viii° et ix° siècles.

Ce n'est qu'à la fin du ix° siècle, qu'on trouve le premier texte mentionnant l'apport de l'ampoule par

L'archiâtre de Philippe IV, afin de magnifier son Maître, s'appuie sur les textes pour prouver que les Rois espagnols reçurent l'onction sacrée plus d'un siècle avant les Rois de France. Il se complaît à montrer, comme si cela était nécessaire, que

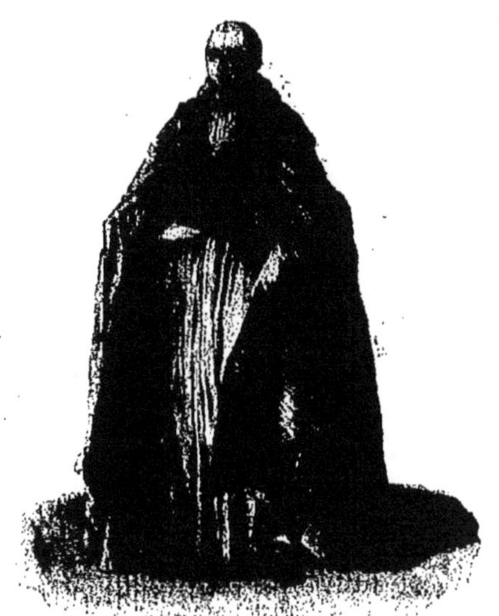

LE GRAND PRIEUR DE L'ABBAYE DE St-REMI, PORTANT LE RELIQUAIRE RENFERMANT LA SAINTE AMPOULE.
Gravé par du Change, de l'Académie Royale de Peinture.

l'origine prétendue céleste de l'Ampoule n'est qu'un symbole destiné à augmenter aux yeux du peuple l'importance du Sacre!

une colombe envoyée du ciel! Le texte appartient à la « Vie de saint Rémi » par Hincmar, moine de Saint-Denis, évêque de Reims vers 850; mais l'auteur commet maintes autres erreurs notables à propos du baptême de Clovis.

Au xe siècle, tous les témoignages en faveur de l'ampoule sont hésitants, sans compter que les uns parlent d'un ange et les autres parlent d'une colombe! Le pape Sixte IV, dans la Bulle qu'il adresse à Louis XI, malade, pour l'autoriser à transporter dans son château de Plessis-lès-Tours l'ampoule du sacre, ne fait aucune allusion à son origine céleste....

La matière dont est composée l'ampoule n'a rien de divin : elle est soufflée dans du verre assez impur....

A qui me demanderait, pourquoi cette méchante ampoule d'un sou a été conservée et honorée si longtemps, je répondrais que c'est parce qu'elle a passé par les mains de saint Rémi, et que nous autres catholiques, avons coutume de vénérer non seulement les cendres des saints, mais aussi leurs

Donc, puisque pour l'Onction sainte, qui conférait au Roi les droits divins, la cour de Henri IV ne pouvait disposer de la Sainte Ampoule, on se rappela que, après tout, d'autres huiles miraculeuses, ailleurs qu'à Reims, étaient vénérées par l'Église. N'avait-on pas vu déjà, au IVe siècle, bien avant le baptême de Clovis, un ange apporter à saint Martin un baume « pour le restablir d'une chute dont il avait eu le corps froissé »?

De fait, il en alla, au sacre de Henri IV, de la Liturgie comme de la Thérapeutique; la première aussi bien que la seconde sut se servir d'un succédané; « à défaut de la Sainte Ampoule, gardée dans l'église de Saint-Rémi, l'abbaye de Marmoutiers en fournit une qui avait miraculeusement guéri saint Martin[1]. »

Nulles images du toucher des rois de France ne sont aussi intéressantes que celles que nous reproduisons : la première[2] est empruntée aux *Heures de Henri II*; la seconde, autrement connue, est le dessin, sur cuivre, tiré de l'ouvrage d'André

vêtements, leurs ornements et tout leur mobilier (*supellectilem*)..... Dans les Mystères, joués autrefois sur la scène, de véritables colombes figuraient le Saint-Esprit; il en fut de même dans les représentations théâtrales ou graphiques du baptême de Clovis. C'est ainsi que le peuple se persuada que les choses s'étaient passées, dans la réalité, telles qu'on les lui montrait. Du rapprochement de cette colombe symbolique et de l'ampoule vénérée, est née la légende qui les a définitivement réunies.

De tout ce qui précède, il est facile de démontrer que les rois de France n'ont nullement droit à la prérogative qu'ils tirent de leur prétendue onction DIVINE, et ne doivent pas prendre le pas sur les autres. Ils se prétendent bien à tort oints d'une liqueur envoyée du ciel par la puissance divine!

Or, l'onction sacrée a été pratiquée au couronnement des Rois d'Espagne bien avant que cette pratique se fût introduite en France. Il est démontré que l'onction faite à Clovis par saint Rémi fut uniquement l'onction baptismale et non l'onction royale.

Alors il n'est plus douteux que les Rois d'Espagne furent *sacrés* avant ceux de France.

D'après des autorités historiques irrécusables, c'est Pépin, père de Charlemagne, qui, à l'imitation des rois Juifs et Visigoths, reçut en 752, le premier, l'investiture, au moyen de l'huile consacrée.

Or, d'après le témoignage d'Isidore de Séville, le roi d'Espagne Recardus, qui florissait au moins un siècle et demi avant Pépin, fut sacré avec le même rituel, ce qui lui valut d'être appelé *christianissimus Princeps*.

Donc, par ce fait de priorité, les rois d'Espagne doivent avoir la préséance sur les rois de France, d'autant qu'ils ont, en outre, une multitude de Couronnes et de Royaumes, eux qui sont encore rois d'Aragon, de Castille, de Léon, de Cordoue, de Grenade, de Majorque, de Galice, d'Andalousie, des Flandres, de Sicile, des Indes.

1. ERNEST LAVISSE. — *Histoire de France*, t. VI, 1904.

2. Cette miniature tirée des *Heures de Henri II* (manuscrit à peintures) est peu connue en dépit de sa beauté : on la chercherait en vain dans *l'Art et la Médecine*; elle a échappé à la curiosité très informée de notre confrère, le Dr Paul Richer.

Peinture remarquable en camaïeu bleu, rouge et or; elle représente le roi touchant les écrouelles, vraisemblablement au lendemain du sacre, dans la grande nef du prieuré de Saint-Marcoul, à Corbeny.

Les *Heures de Henri II*, une des merveilles de la dernière Exposition des Primitifs français, seraient sorties du même atelier que les *Heures du Connétable de Montmorency*, conservées à Chantilly, au musée Condé.

Cette miniature, intéressante pour l'histoire de l'École française du XVIe siècle, est « à mettre en du Laurens[1], dans lequel le médecin de Marie de Médicis, le conseiller, l'ami et le premier médecin de Henri IV, en des termes naïfs (qu'explique suffisamment sa foi religieuse et monarchique), se complaît à raconter le toucher des écrouelles.

REPRESENTATION AV NATVREL, COMME LE ROY TRES-CHRESTIE.
HENRY IIII. ROY DE FRANCE ET DE NAVARRE TOVCHE LES ESCROVELLES

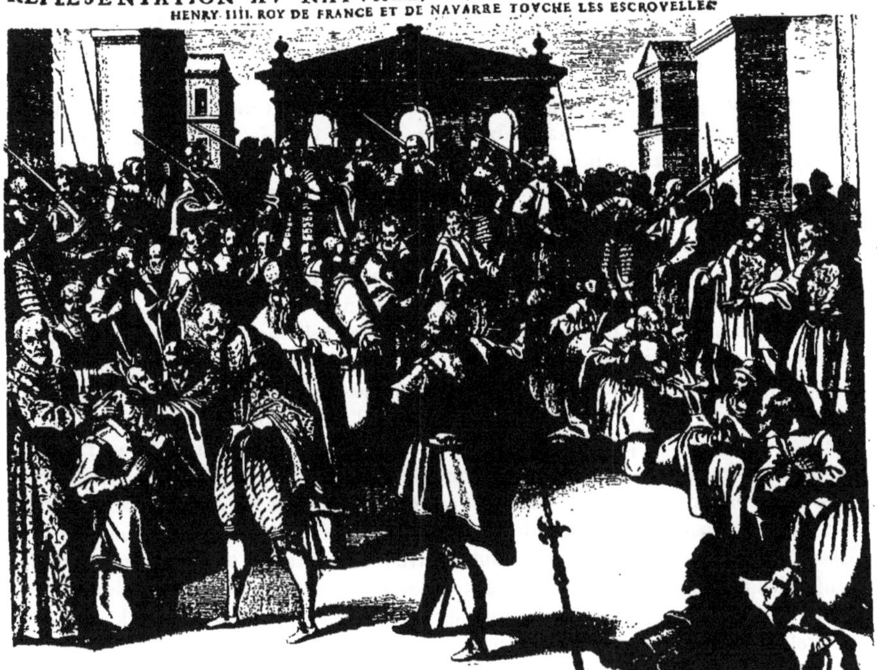

« Le Roy tres chrestien a accoustumé de toucher les malades aux quatre festes

comparaison de la peinture à l'huile, 1550, *la légende de Sainte Marguerite* », bois, rehauts d'or, prêté par Sa Majesté le Roi Édouard VII. (*Catalogue des Primitifs français, au Louvre et à la Bibliothèque nationale*, 1904.)

1. *De mirabili strumas sanandi vi, solis Galliæ Regibus Christianissimis divinitus concessa. Liber unus. Et de strumarum natura, differentiis, causis, curatione, quæ fit arte et industria medica. Liber alter. Auctore Andrea Laurentio, Regis Consiliario et Medico primario. MDCIX. Parisiis, apud Marcum Orry.*

C'est la *représentation au naturel* de Henri IV arrivant à Paris, fin Mars 1594; «... de ses mains qui, solennelles de l'an; à scavoir à Paques, à Pentecoste, à la Toussaincts et à Noel. Emeu quelquesfois de compassion par la grande multitude des malades, il les touche aussi en quelques autres festes. A cette solennelle action accourent, de tous endroicts plusieurs, tanct François qu'estrangers, pour y recouvrer leur santé, qu'ils ne peuvent trouver ailleurs; entre lesquels, se voient un grand nombre d'Espagnols, Flamens, Allemans, Italiens, Lorrains, et à raison de la commodité, plus de François que d'autres.

« Le iour de devant que cette cérémonie se célèbre, le Roy, la commence, en se trouvant en prières de Vespre, et quelquesfois même à celles qui se font avant le iour, afin de se rendre Dieu favorable et propice.... Cela fait, tout bruslant du feu de charité, il entre en un lieu grand et spacieux apresté pour recevoir commodément les malades. Car il nous est souvent advenu d'en compter plus de quinze cens, et principalement environ la Pentecoste, où on célèbre la solennité du Saint-Esprit, tant pour ce que le Saint-Esprit nettoye et guarit ceux qui l'invoquent, que pour ce que la sérénité de l'air et la tranquillité de la mer rendent, en ce temps là, les chemins et passages libres aux estrangers.

« Or, à ce que la bien-séance, requise en une telle action, éclate plus magnifiquement, et que l'aumosne destinée aux malades des Escroüelles ne soit point destournée ailleurs par les gueux, contrefaisans les scrophuleux : tout autant qu'il y a de malades sont exactement, et selon que l'art le commande, visités par le premier Medecin, et par les autres Medecins et chirurgiens du Roy, au rapport desquels ceux qui ne sont point détenus de scrophules, sont déboutez avec une telle acclamation du peuple, que les Gardes du corps et les Archers de la garde ont assez de peine à appaiser le bruit, et à ranger les malades en leur place. Les Espagnols, ie ne sçay par quel privilège, occupent toujours les premiers rangs, les autres estrangers les suivent, et les Français sont tous les derniers.

« Tous les malades estans à genoux et tenans les mains jointes et levées vers le Ciel, et faisans forces vœux et supplications, se iettent aux pieds de Sa Majesté, attendans de luy le remède divin de leur guarison.

« Estans donc tous en cet ordre disposez par rangées, le Roy brullant du feu de charité royale, et ayant le cœur humilié, assisté des Princes du sang, des principaux Prélats de l'Église Romaine, et du grand Aumosnier, commence l'action par une prière spéciale qu'il fait à Dieu.

à Chartres, avaient été ointes de saint Chrême, Henri IV touche 600 scrofuleux pleins de foi, quelques-uns guérirent; comment douter maintenant de son retour sincère au catholicisme? S'il était resté de cœur protestant, aurait-il possédé ce pouvoir surnaturel? » Voir Ernest Lavisse. *Histoire de France*, t. VI. *Henri IV; les effets de l'abjuration.*

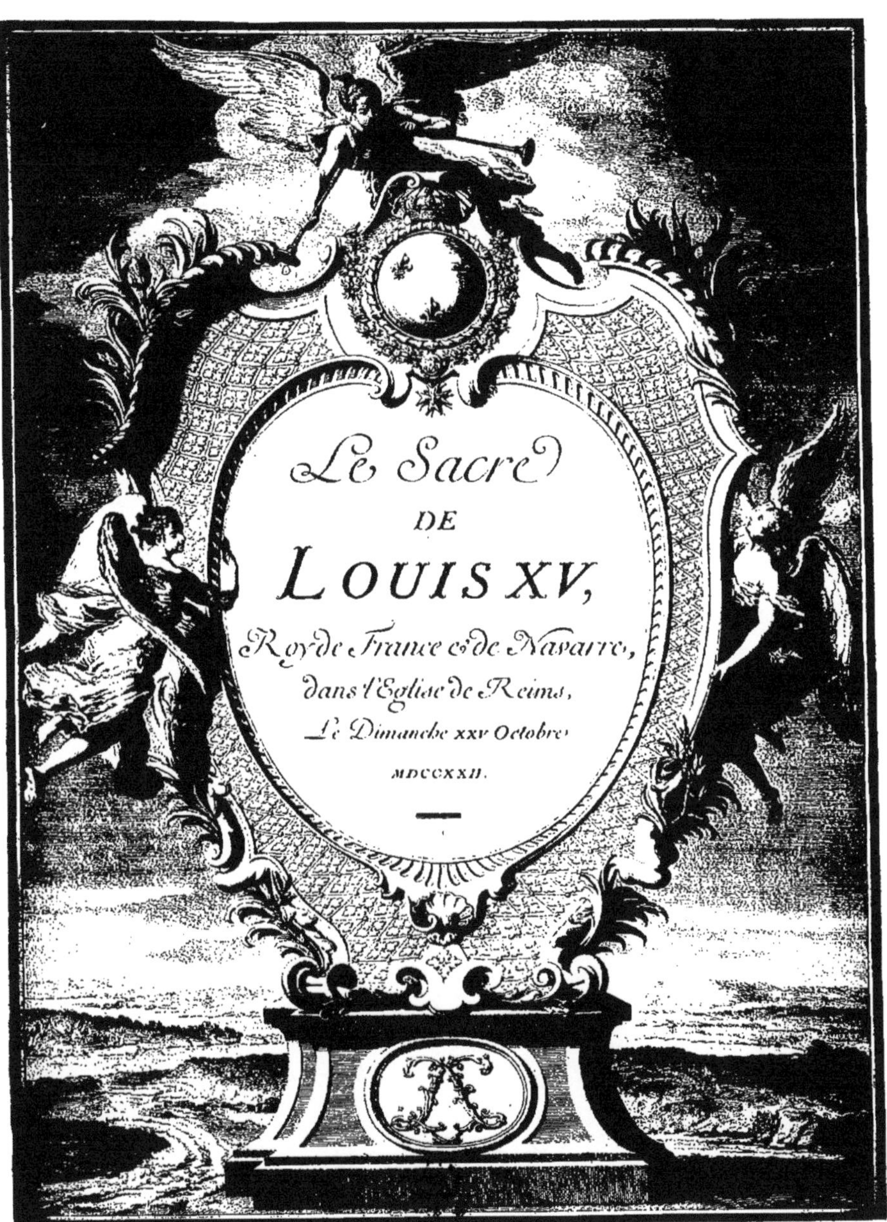

Phototypie Berthaud, Paris.

FRONTISPICE

GRAVÉ PAR DE LARMESSIN DE L'ACADÉMIE ROYALE DE PEINTURE ET SCULPTURE.

Grand in-fol. planches (Réserve $L^{b\,38}$ 232).

« Le premier Medecin etant debout derrière les rangées, empoigne la teste de chacun des scrophuleux par derrière et la présente au Roy, lequel ouvrant sa main salutaire, touche premièrement la face droit en long, et puis après de travers en forme de croix, en prononçant ces mots distillans la guarison céleste et divine, *le Roy te touche et Dieu te guarit* : il y appose le signe de la croix au mesme instant, et en fait tout autant, par ordre, à tous les autres, en donnant congé aux malades à mesure qu'ils sont touchez, auxquels l'aumosne est départie.

« Voilà quel est l'ordre de la cérémonie qui s'observe quand le Roy touche les malades. A plusieurs, les douleurs très acerbes s'adoucissent et appaisent aussitost : à aucun, les ulcères se dessèchent et aux autres les tumeurs diminuent : en telle sorte, que dans peu de iours (chose merveilleuse à dire) de mille, il y en a plus de cinq cens qui sont parfaictement guaris. »

Le *Traité des Escrouelles* de du Laurens ne nous intéresse pas seulement en nous montrant, au chapitre « Du toucher », ce qu'était l'**endémicité** des scrofules en France et à l'Étranger, mais encore en nous faisant connaître, en matière d'affections strumeuses, la doctrine et la pratique médicales du XVIe siècle.

Si nous parlons XVIe siècle, c'est que la première édition du livre de du Laurens, pour paraître en 1609, l'année même de la mort de son auteur, n'est qu'un reflet de la Pathologie du siècle précédent, autant que des opinions personnelles au médecin de Henri IV.

Dans le livre II, nous lisons :

« Les écrouelles sont formées par une accumulation de pituite dans les ganglions : celle-ci provient soit du cerveau, soit des veines.

« Les glandes sont sujettes à beaucoup de maladies. Leur texture rare et spongieuse les dispose à recevoir les superfluités humorales des viscères. Placées dans des régions naturellement humides et pleines de sang, elles boivent comme des éponges la pituite, la sérosité et les humeurs superflues : c'est avec raison qu'on les appelle *émonctoires*.

« Leurs réactions traduisent donc *l'intempérature et mauvaise disposition de quelque viscère*. Comme la peau et les jointures, les glandes décèlent *l'indisposition des parties d'où elles germent et naissent comme rejetons et principalement des viscères*.

« Les écrouelles constituent une affection fréquente et commune, *elle commence à s'espandre comme une maladie populaire parmy nous, encore qu'elle soit familière et comme particulière à quelques contrées, comme à certaines régions d'Espagne*[1].

« Les écrouelles comptent au nombre des maladies « ENDÉMIENNES » produites par l'air, l'alimentation, les eaux.

« Les eaux crues, croupissantes et corrompues que l'on boit en Espagne engendrent quantité de pituite et font la voix rauque.

« Ces eaux « abreuvent les glandes et s'y attachent en passant à raison de leur terrestréité et épaisseur. »

C'est ainsi qu'il vient chaque année plus de 500 Espagnols se faire toucher par le roi. Chez nous, *à la faveur des privations et de la mauvaise alimentation* que nous ont amenées les guerres civiles, la fréquence des écrouelles a augmenté ces dernières années.

C'est une maladie *héréditaire et contagieuse* : *les écrouelles* MALIGNES *(celles qui suppurent), sont susceptibles surtout de contaminer les sujets sains.*

Sur la demande de la Cour, l'École de Paris rendit le jugement suivant (28 novemb. 1578) : « La Cour de Parlement ayant demandé au Collège des Méde-
« cins, sçavoir si les Escrouelles pouvaient infecter le pain. La response fut que le
« pain pouvait être infecté par l'haleine de plusieurs personnes gastées d'Escrouelles,
« d'ulcères malings, virulens et sordides qui demeurent en un mesme lieu. »

Les écrouelles sont ou *primitives* (c'est-à-dire essentielles) ou *secondaires*. Elles révèlent alors une altération de la tête, des vaisseaux, des viscères.

Leurs causes sont : *externes* (la mauvaise qualité de l'air et des eaux; la gourmandise, d'où la fréquence des écrouelles, chez les enfants qui mangent sans règle ni mesure); et *internes* (viciation et mauvaise coction des humeurs; exhalaison de vapeurs engendrant la pituite).

La guérison en est difficile. Elles provoquent de la fièvre, quoiqu'elles arrivent rarement à suppuration. Rares après 40 ans, elles se font surtout aux enfants « jà grandelets ».

Pour ce qui est du traitement auquel du Laurens consacre de longs développements, il est représenté par : la cure d'air, une sévère diététique, l'emploi des eaux nitreuses, l'usage des purgatifs, comme de vésicatoires et cautères à placer sur l'occiput et le sinciput; l'application, *loco dolenti*, de cataplasmes, onguents, emplâtres, huiles, baumes, etc.; par l'ablation au bistouri et la mortification par les caustiques; enfin, par le toucher royal, qui reste la suprême espérance des escrouelleux et le vrai moyen de guarir.

1. C'est nous qui mettons en italiques certaines phrases que le texte de du Laurens donne en caractères ordinaires.

⁂

D'ordinaire (nos rois, sauf rares exceptions, ayant été sacrés à Reims), la cérémonie du toucher des écrouelles se passait, le lendemain du Sacre, au monastère de Corbeny, à six lieues de la ville, où étaient vénérés le tombeau et les reliques de saint Marcoul, dont le bienfait d'intercession contre *les écrouelles, dartres et tumeurs de gorge*, est mentionné dans les plus anciennes Chroniques des Saints Guérisseurs.

Saint Marcoul opérait, et opère encore, de sa spécialité — comme on dit aujourd'hui — à Falaise, en Normandie; à Corbeny-en-Lannois; à Reims, en Champagne, où se trouvent sous son patronage églises, chapelles, autels au service des écrouelleux, dartreux, etc., et tout un hôpital consacré aux incurables. Sa protection médiate était invoquée par nos rois pour se préparer à la cérémonie du toucher.

C'est dans le parc du fameux prieuré que Louis XV, notamment, touchait 2000 écrouelleux, le lendemain du sacre.

Parfois, ce fut à Reims même, à l'Abbaye de Saint-Rémi, qu'avait lieu la guérison des malades. Le roi, pour n'avoir pas à sortir de la ville, faisait transporter la châsse de saint Marcoul dans la basilique de Saint-Rémi, comme l'ordonna Louis XVI, par une lettre de cachet adressée aux religieux de Corbeny.

Partout et toujours, au toucher du sacre, comme aux touchers réguliers et ordinaires, le rituel était exactement celui qu'a raconté du Laurens : le premier médecin appuyait la main sur la tête de chacun des malades que le roi touchait en étendant la main droite du front au menton et d'une joue à l'autre, en prononçant ces paroles : « Le Roi te touche, Dieu te guérit. »

Le grand aumônier, aux côtés de Sa Majesté, tant que durait la cérémonie, distribuait des aumônes aux malades.

Le cérémonial de la guérison des écrouelles pratiqué : lors du sacre des rois de France; régulièrement aux quatre grandes fêtes de l'année[1]; comme aux tou-

1. Le toucher se faisait si régulièrement aux quatre grandes fêtes, qu'il se trouve prévu dans les dépenses royales. A la page 206 d'un manuscrit que nous possédons, on lit :

Menu de ce que l'on donne aux médecins et chirurgiens du Roy, toutes les fois que Sa Majesté touche pour les Écrouelles, et qui se doit partager entre eux par moitié.

2 douzaines de pains	2,8
3 muids de vin de table	29, 1 10
12 gibiers piquez	32,8
Somme de chaque fois que le Roy touche :	64 liv. 17 den. 10 s.

Estat et Menu général de la Maison du Roy, pendant l'année 1727, avec l'Estat des personnes qui doivent et ont droit de manger aux tables du Roy. — *Manuscrit de 264 folios.*

chers extraordinaires qui avaient lieu lors de certains déplacements du Roi, ont été au point de vue historique, politique, liturgique, artistique et médical, l'objet d'une foule d'études, de descriptions, de travaux, comme de ***représentations au naturel*** qui ont rendu la guérison des écrouelles aussi populaire que la Sainte Ampoule.

Rien ne devait manquer en France à la popularité du toucher, puisque nos pères avaient appris de P. J. Béranger à le chansonner[1].

Le roi dit : « Je n'ai qualité
Que pour guérir les écrouelles.
Un diable, cornard effronté,
Vilains, ici guette vos belles.
Sur les rois même il a régné,
Et met un sceau de vasselage,
A tous les gens dont j'ai signé
Le contrat de mariage. »

1. P. J. Béranger. — Œuvres complètes : le Contrat de mariage (imité d'un ancien fabliau).

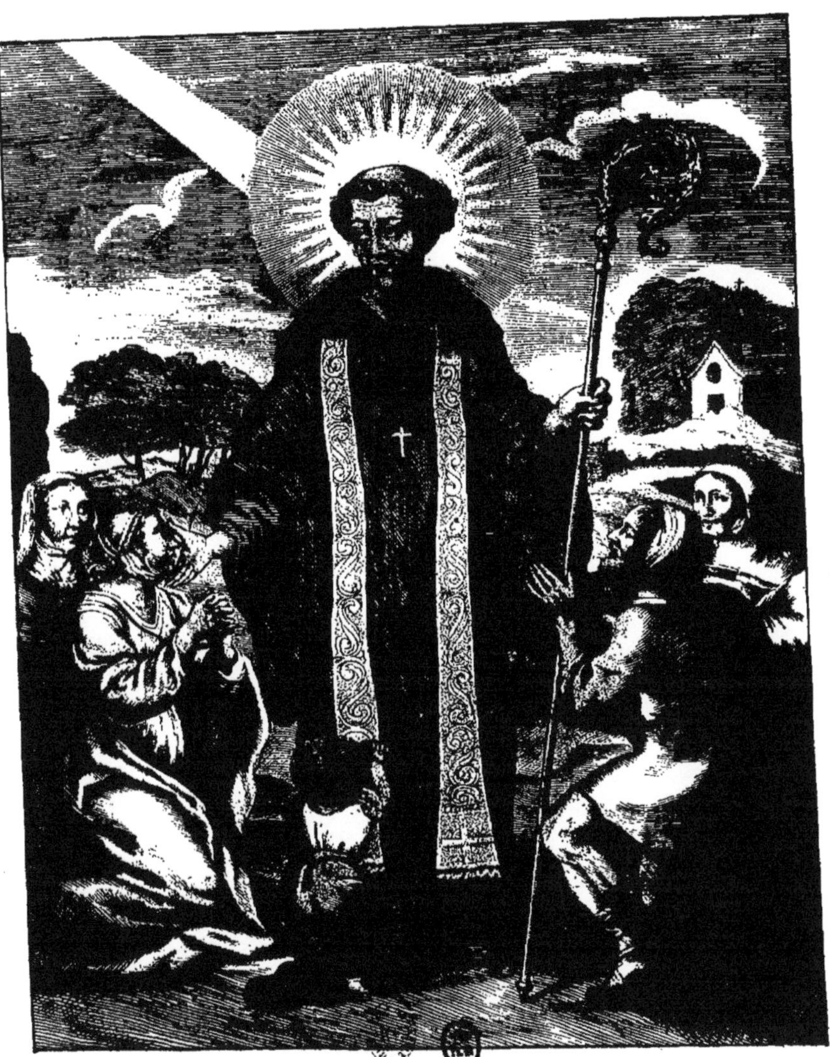

SAINT MARCOUL.

L'Hôpital Saint-Marcoul

C'est sous le vocable de saint Marcoul, que Reims put voir, grâce à la charité d'une pieuse demoiselle Rousselet, se fonder le premier hôpital où ait été pratiqué l'isolement des ***tuberculeux***, puisque ledit asile s'était, en fait, ouvert aux seuls écrouelleux contagieux.

L'histoire de l'Hopital Saint-Marcoul[1] de Reims, à ce point de vue particulièrement intéressante, a été récemment esquissée dans un travail remarquable de M. Henri Jadart.

Les notes et documents que l'auteur a réunis pour servir à la description de l'hôpital appartiennent à l'histoire de la contagion des écrouelles (c'est-à-dire à la contagion des affections phtisiques) comme à l'histoire des hospices et hôpitaux rémois. Aussi ne craignons-nous pas d'emprunter largement à la Communication de notre distingué confrère de l'Académie de Reims.

« Vers le milieu du xviie siècle l'Hôtel-Dieu avait été jusqu'alors seul chargé de recevoir tous les malades, même ceux qui étaient attaqués de maladies incurables; mais le mal des écrouelles, ***qui se communique***[2], ayant affligé plu-

1. L'Hôpital Saint-Marcoul de Reims (1645-1900). Notes et Documents pour servir à son Histoire et à sa Description, tirés des Archives Hospitalières et Communales, par Henri Jadart : *Extrait du tome CXI des Travaux de l'Académie de Reims*, Reims, 1902.

2. Il est intéressant de noter que du Laurens qui a le mérite de signaler l'endémicité et la contagiosité des écrouelles malignes (c'est-à-dire ouvertes) ne fait aucune allusion à leur association avec l'éthisie.

Par contre, il est bon de signaler que l'idée de contagiosité régnante dans l'Ile-de-France et à Paris, comme en Champagne et à Reims, est bien antérieure à la croyance à la phtisie contagieuse. En effet, la première **déclaration** de la phtisie rendue obligatoire par Philippe VI, roi d'Espagne, qui date d'octobre 1751, est d'un siècle et demi postérieure au livre de du Laurens. De même, la maison rémoise ouverte aux écrouelleux contagieux recevait ses Lettres Patentes juste un siècle avant que Philippe IV, roi de Naples, des Siciles et de Jérusalem, promulguât, à son de trompes, dans les faubourgs de Naples, ses ***Instructions au public sur la contagion de la phtisie.***

Voir : L. Landouzy. — La déclaration obligatoire de la Phtisie, sous Ferdinand VI, roi d'Espagne. *La Presse médicale*, 11 avril 1903.

sieurs personnes qui se trouvaient sans secours, et qu'il était nécessaire de séparer des autres malades, ce fut alors que Marguerite Rousselet offrit, en l'année 1645, de se charger du soin de les soulager. On les reçut dans une

APOLOGIE
POVR LE PELERINAGE
DE NOS ROYS
A CORBENY AV TOMBEAV
DE S. MARCOVL
ABBE' DE NANTEVIL,

Contre la nouuelle opinion de Monsieur Faroul Licentié aux Droits, Doyen & Official de Mante,

Par Dom Ovdard Bovrgeois Benedictin, Prieur du Prieuré S. Marcoul de Corbeny.

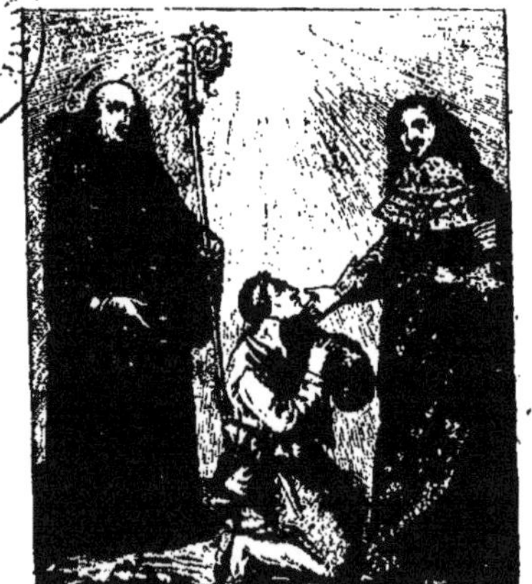

A REIMS,
Chez François Bernard, Imprimeur de Monseigneur l'Archeuéque, au Grifon d'or.

M. DC. XXXVIII.
Auec Approbations,

maison[1] sise au bourg Saint-Denis. Léonor d'Estampes, alors archevêque de Reims, et le Conseil de ville secondèrent le zèle de Marguerite Rousselet ainsi que plusieurs personnes, qui, à sa mort, continuèrent à entretenir autant qu'à agrandir son œuvre. »

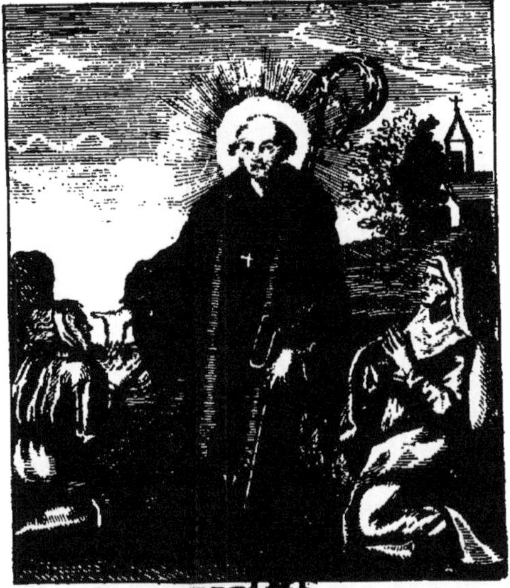

Quarante ans après, à la demande de Charles-Maurice le Tellier, archevêque de Reims, avec le concours du Conseil de ville, et l'ouverture d'une enquête publique *de commodo et incommodo*, la fondation privée de Saint-Marcoul fut reconnue légalement par Lettres Patentes signées, en mai 1683, à Joigny, par Louis XIV, et contresignées par Colbert.

Dans la séance du 10 janvier 1684, on donna, en Conseil de Ville, lecture desdites lettres patentes qui y furent accueillies en ces termes : « Conclud a esté que les Lieutenants, Gens du Conseil, reconnaissent ledit establissement de la Maison de Saint-Marcoul et érection d'icelle en Hôpital de communauté, pour dans icelle les personnes atteintes du mal d'Écrouelles estre receüs, nourries, entretenues et médicamentées; estre fort avantageuse et de grande utilité au

1. A propos de la fondation à Reims, au XVIIe siècle, d'une maison créée pour les écrouelles contagieuses, nous ne résistons pas au désir de rappeler, que, par l'initiative d'une autre rémoise, Madame Doyen-Doublié, s'ouvrit, en 1873, à Reims, la première ÉCOLE MÉNAGÈRE. Cette noble femme, de claire intelligence et de grand cœur, avait compris tout le bien moral et matériel qu'apporterait au foyer de l'ouvrier l'éducation des futures mères de famille. L'Œuvre devait, quelques années plus tard, grâce à la générosité du Dr O. Doyen, professeur à l'École de Médecine, maire de Reims, et grâce à la participation de la Ville, non seulement devenir *l'École Ménagère*, de la rue des Boucheries, qui compte 140 élèves ; mais encore servir de modèle à une autre création municipale, *l'École pratique commerciale, industrielle et ménagère* de la place Bellecour, d'où les jeunes filles sortent capables de tenir hygiéniquement comme économiquement un ménage, après avoir appris un honnête métier.

public, dans la ville où cette maladie est fréquente, et attaque ordinairement les Enfants des Artisans, lesquels étans séquestrés et receüs dans ladicte Maison, non seulement ne communiqueront point leur mal à d'autres, mais y estant deüement médicamentez comme ils ont esté depuis plusieurs années, ils pourront trouver leur guérison et recouvrer leur santé. »

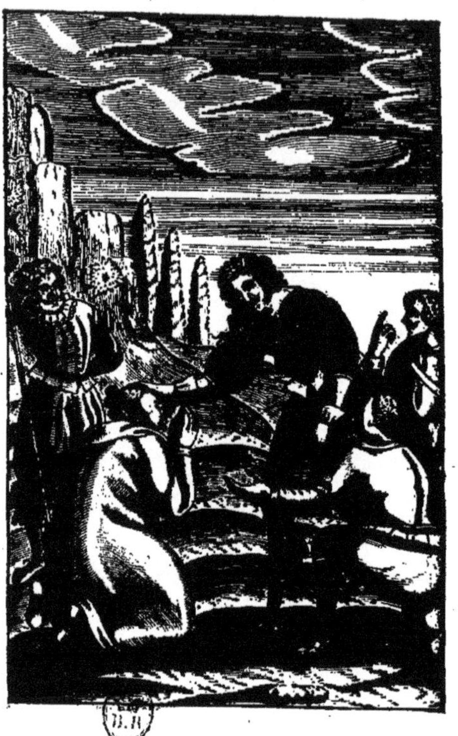

Un point intéressant encore de l'établissement de Saint-Marcoul était que, tenant à ne pas en faire une maison religieuse proprement dite, on le dota d'une constitution **séculière**. Le temporel en fut géré et administré par une Commission de trois personnes « un Ecclésiastique nommez par le clergé, et deux laïques nommez par le Conseil de ville ».

La prépondérance était ainsi acquise à l'élément local et civil, bien que l'archevêque ait la juridiction et la discipline en ce qui regarde les statuts et règlements. Sous la règle adoptée par le prélat, l'hôpital devait être « régi et gouverné par lesdits administrateurs, et les Malades servis par des bonnes Filles qui seront par eux choisies, lesquelles Filles ne pourront être astraintes, reçües, ny admizes en aucune closture et régularité monastique, ni former aucune communauté régulière ».

L'hôpital était tenu de recevoir tous les pauvres de l'un et l'autre sexe attaqués du mal des écrouelles, pourvu qu'ils fussent natifs de Reims. Le nombre n'en était point fixé. « Ceux des environs n'y sont receu charitablement que par tolérance, en donnant une très modique pention; depuis trente livres jusqu'à soixante livres, et cela se pratique pour le bien publique, parce que les personnes qui sont affligées de ce mal contagieux et commun dans ce pays pouroient, par la fréquentation, le communiquer à d'autres. »

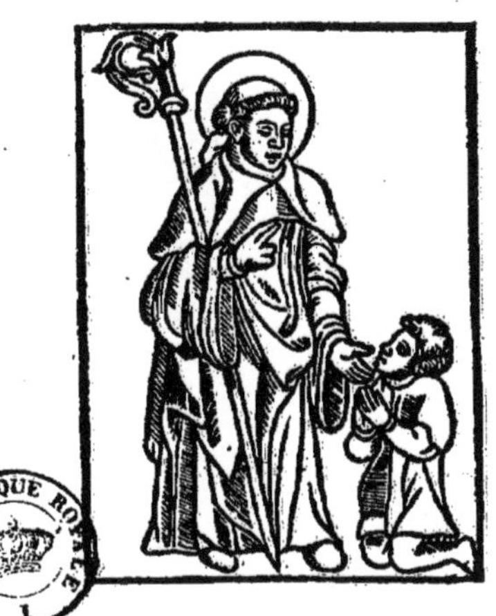

AVERTISSEMENT A CEUX qui viennent honorer le glorieux ***Saint*** *Marcoul, dans l'Eglise du Prieuré de Corbeny, au Diocèse de Laon.*

LEs Malades des Ecroüelles, Dartres, Tumeurs de gorge ou autres maux, & tous ceux qui ayant voüé le Pelerinage de S. MARCOUL, viennent au Prieuré de Corbeny, doivent avoir une

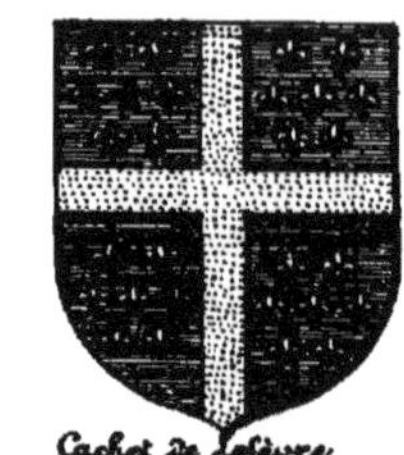
Cachet de Lefèvre procureur fiscal en 1768

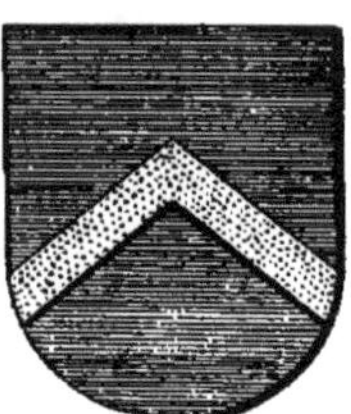
Armes du Prieuré

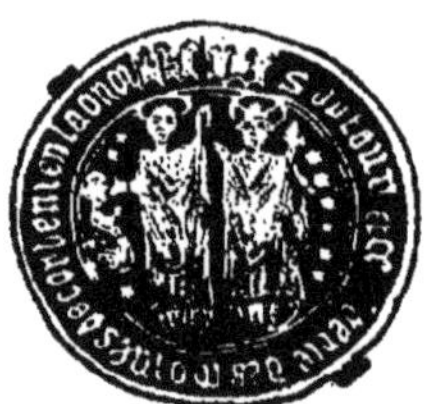
Sceau de la Confrérie

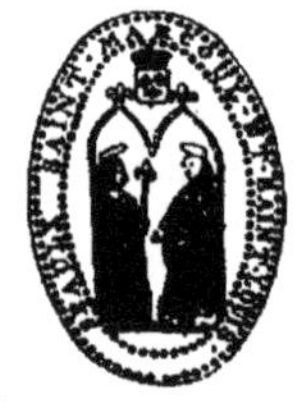
Sceau de Jean de Cau

King's Evil

Le Toucher des Ecrouelles en Angleterre

Si, chez nous, on n'ignore rien de la cérémonie la plus populaire du Sacre, on ne sait guère comment et combien les rois d'Angleterre, eux aussi, suivant un rituel peu différent de celui de la cour de France, touchaient les écrouelles.

D'Édouard le Confesseur, 1041-1066, jusqu'après la reine Anne, c'est-à-dire pendant huit siècles au moins, souverains, souveraines, et même prétendants, d'Angleterre, mettent au service de milliers de scrofuleux « *the royal gift of heating* ».

De là l'expression « *King's Evil* », mal du roi, que Shakespeare[1] met dans la bouche de Malcolm... « Le roi pratique une opération « très miraculeuse. Com- « ment il s'y prend pour solliciter le ciel, lui seul le sait, mais il guérit des gens, « frappés du *mal du roi*, atteints d'une manière étrange, ulcéreux et gonflés, « qui font mal à voir, et qui sont le désespoir de la Médecine, en leur passant au « cou, avec de saintes prières, une médaille d'or. »

C'est que, depuis longtemps, le vocable « *King's Evil* » s'applique exclusivement à la scrofule. C'était pour ce mal seul, que, depuis Édouard le Confesseur, on recherchait l'attouchement royal comme remède dans toutes les phases de la maladie.

Sur cette question intéressant les psychologues et les médecins, la bibliothèque du British Museum possède toute une littérature dans laquelle a puisé Edward Law Hussey, chirurgien d'Oxford, pour écrire la très curieuse étude qu'il a faite[2] de « LA GUÉRISON DES MALADIES SCROFULEUSES PAR LE TOUCHER ROYAL ».

1. SHAKESPEARE. — *Macbeth*, acte IV, scène III. Œuvres complètes, traduites par ÉMILE MONTÉGUT.
2. *The archæological Journal*, vol. X.

A cette source nous ne saurions trop emprunter; de ce mémoire, nous ne saurions trop citer, puisque — suivant le dire même de l'auteur — son travail s'appuie « sur le témoignage des principales autorités médicales qui vécurent pendant les « siècles que dura cette coutume, et sur les observations d'historiens et autres écri- « vains de renom ».

Tous gens atteints de scrofule, nobles ou pauvres, étaient admis à « la guérison publique », le mot guérison étant devenu synonyme de « toucher public ».

Quand devait avoir lieu la *guérison publique*, de hauts fonctionnaires, le plus souvent les médecins ou chirurgiens ordinaires du roi, avaient mission, non seulement d'examiner les malades — pour que ne fussent admis que les écrouelleux — mais encore d'exiger d'eux un certificat délivré par leur paroisse, attestant que le scrofuleux n'avait jamais été touché auparavant, des malades s'étant présentés une seconde fois[1] à cause de l'angel[2] que le roi mettait au cou du malade.

Le service du chirurgien royal devenait aussi dur qu'était pénible l'attente des malades, tant affluaient ceux-ci lors des guérisons. A ce propos, Evelyn raconte : « en 1684, tant de personnes étaient, avec leurs enfants, venues pour être touchées, que six ou sept d'entre elles furent écrasées à la porte du chirurgien en voulant entrer chercher des billets. » Le jour venu de la guérison publique, le commandant des officiers de la garde faisait ranger les malades : le roi montait, tête nue, sur son siège, entouré de ses nobles et de beaucoup de spectateurs.

Un des chapelains de service lisait l'évangile selon saint Marc. Au 18e verset[3], les chirurgiens s'inclinaient trois fois et amenaient les malades.

Le chirurgien en chef les présentait à tour de rôle, à genoux, devant le roi qui mettait ses mains autour du cou et sur les parties environnantes. Cela fait, un autre chirurgien les recevait et les invitait à circuler, en attendant qu'on les ramenât devant le roi pour recevoir la médaille d'or.

Aux « guérisons » assistait également le gardien de l'oratoire royal qui, après avoir donné à l'Echiquier quittance de l'or qu'on lui livrait, tenait un registre, dressé

1. Tous les mêmes, les écrouelleux d'Angleterre et de France; aussi notre cérémonial avait-il, dès les premiers sacres, éprouvé le besoin de se défendre contre les mendiants du toucher : « Le Roy est suivi du grand aumosnier, qui, à chaque malade touché, donne une aumosne, et le faict-on lever et sortir incontinant, de peur qu'il n'aille encore prendre rang pour avoir deux aumosnes. » (Voir *La Vie privée d'autrefois* : *Les médecins*, par Alfred Franklin.)

2. Médaille ainsi nommée parce qu'elle représentait une tête d'ange.

3. « Ils (ceux qui ont cru) manieront les serpents, et s'ils boivent quelque poison mortel, ils n'en éprouveront aucun mal; ils imposeront les mains sur les malades et les malades seront guéris. »

par le chirurgien en chef, des personnes guéries et ayant reçu des médailles. Il assistait aux touchers, les médailles enfilées sur le bras pour être présentées à l'évêque.

Le toucher terminé, le lord chambellan ayant apporté du linge; un bassin et une aiguière pour laver les mains du roi, celui-ci prenait congé de l'assistance.

Tous les détails du cérémonial se voient distincts sur les dessins que nous

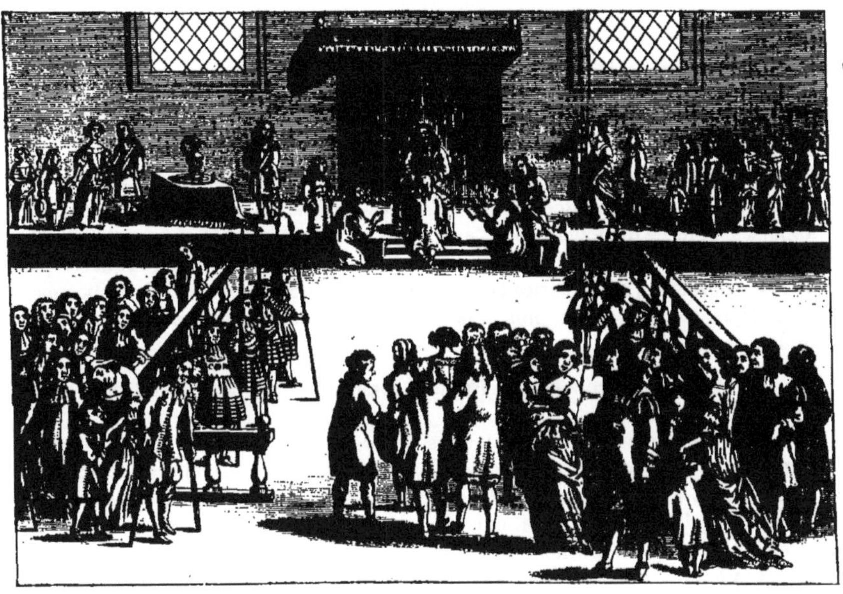

empruntons au British Museum comme représentant le rituel usité sous Charles II.

Dans le dessin[1] de la page 27, l'évêque, debout à la droite du roi, montre l'angel attaché par un long ruban au cou de l'écrouelleux qui vient d'être touché; dans la gravure reproduite ci-dessus, le gardien de l'oratoire royal (tenant de la main droite un enfant strumeux rabougri) porte, enfilée sur l'avant-bras gauche toute une collection d'angels.

Nul étonnement, en dépit que les seuls écrouelleux fussent admis à « la guérison

1. The Royal Gift of Heating; gravure tirée de John Brown, adenochoiradelogia, London, 1684, in-8°.

publique », que l'on voie ici s'acheminer vers le roi, tant de boiteux, tant de béquillards, tant de gens estropiés du bras ou du poignet : c'est que le dessinateur avait bien observé que la scrofule, pour s'attaquer surtout aux ganglions, étendait, au temps de Charles II, comme de nos jours, « bien ailleurs qu'au cou ses ravages ».

Les pièces d'or offertes à chaque malade aux touchers, d'abord simples témoignages de la charité du roi (comme à la Cour de France), furent ensuite considérées comme un élément important de la cérémonie, des cas de rechute étant, au dire de chroniqueurs, malins sous couvert de naïveté, survenus après la perte de la médaille !

Sous Henri VIII, chaque malade recevait 7 shillings 1/2 ; sous Elisabeth, 10 shillings ; en 1663, la dépense annuelle serait, pour les angels, montée à plus de 3.000 livres sterling. Pendant les troubles de la révolution, Charles Ier distribua souvent des pièces d'argent, et toucha même sans rien donner.

Après la Restauration, l'affluence des malades aux « guérisons » devint telle, qu'il fallut frapper spécialement des médailles semblables aux angels et, de ce fait, appelées « pièces de toucher ». C'est que le nombre de malades touchés pendant certains règnes fut vraiment extraordinaire. La scrofule ganglionnaire était si répandue en Angleterre, que Charles II, en quinze ans, aurait touché plus de 67.000 malades, et que, sous son règne, plus de 90.000 écrouelleux seraient venus à la cérémonie de la guérison !

En Angleterre, comme en France, persiste une certaine incertitude sur les origines du toucher.

D'après la généralité des historiens, le premier roi en pouvoir de guérir les écrouelleux aurait été Edouard le Confesseur, au XIe siècle. Ce faisant, le roi anglo-saxon aurait agi à l'instar du roi de France, bien après la mort de Robert, fils et successeur de Hugues Capet, qui, par son Sacre, **oint** du Seigneur, avait reçu, le premier, la grâce de toucher les écrouelles.

On a pu se demander, si, par le *Toucher des malades*, les rois de France n'avaient pas songé (pour dévotement auréoler leur couronne) à rappeler les âges lointains, où, dans leur personne, se confondaient le guerrier, le grand prêtre et le thaumaturge.

Les premiers conducteurs de peuples avaient compris l'intérêt d'entretenir la croyance du vulgaire à voir en eux les représentants de la divinité. Le Toucher des écrouelles pourrait bien, après tout, n'être qu'une survivance des âges primitifs ?[1]

1. Voir à ce sujet : André Mary : « Pourquoi les rois de France touchaient les écrouelles ». *Revue Moderne de Médecine et de Chirurgie*. Janvier 1907.

Toujours dans le même ordre d'idées, nous nous demandons si Édouard le Confesseur ne s'était point arrogé le pouvoir de guérison, simplement par manière de faire apparaître combien son trône, suivant le langage de Malcolm[1], « était entouré de bénédictions diverses et rempli de la grâce divine »?

Edouard Ier, roi d'Angleterre, exerça son droit de guérison sur plus de 2000 per-

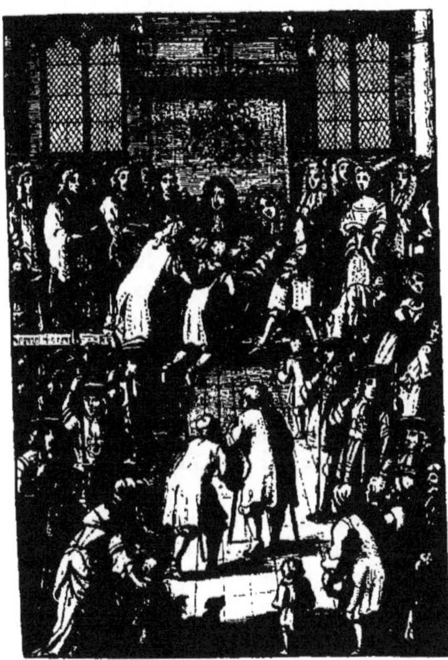

sonnes, droit dont usèrent largement ses fils et petits-fils Édouard II et Édouard III. Leurs successeurs se laissent si peu déchoir de leur miraculeux pouvoir, que, au dire du satirique comte de Rochester[2], s'ils continuent à se décorer du titre de Roi de

1. SHAKESPEARE. — *Macbeth*, acte IV.

2. DE SAINTE-FOIX. — « Guerres entre la France et l'Angleterre », in *Essais historiques sur Paris*. Cinquième édition, t. III, p. 135. Paris, MDCCLXXVI.

France, c'est « uniquement pour se conserver le privilège de guérir les écrouelles ».

A la remarque irrévérencieuse du comte de Rochester, nous opposons ce fait que, pourtant, au commencement du XVIIIe siècle, alors que les rois d'Angleterre, en 1718[1], renoncent au titre de *Rex Franciæ*, la reine Anne et son fils George Ier (mort en 1727) pratiquaient encore la *guérison*. Au nombre des derniers malades touchés par la reine Anne se serait même trouvé, au milieu de deux cents autres enfants, le Dr Johnson, alors âgé de cinq ans, celui-là même, croyons-nous, dont le magnifique portrait, peint par Reynolds, se voit à la *National Gallery*.

C'est sous le règne d'Elisabeth « la relapse » que se firent le plus (en exceptant le règne de Charles II) de touchers royaux, le don qu'Elle avait de guérir étant dû — suivant certains écrivains catholiques — non à quelque vertu particulière de la reine, mais au signe de croix qu'elle faisait, tout comme les rois très catholiques de France !

Contrairement à Cromwell qui, en dépit qu'il s'attribuât beaucoup de prérogatives royales, se souciant peu des grâces divines, n'essaya jamais de « toucher », le duc Jacques de Monmouth, voulant détrôner Jacques II, jouant au souverain légitime, toucha nombre de personnes. Parmi les chefs d'accusation relevés au cours de son procès, se trouvait celui d'avoir, entre autres privilèges royaux usurpés, « touché plusieurs enfants atteints de King's Evil ». Le fils naturel de Charles II payait de sa tête cette usurpation et cette traîtrise dont témoignait avec éclat la guérison des enfants touchés !

C'est avec George Ier et le Prétendant, que s'éteint en Angleterre le pouvoir de *guérison*, George II, George III et Guillaume IV renonçant au privilège miraculeux de leurs aïeux.

Le toucher tombe en désuétude, et pourtant, bien d'autres que les gens du peuple avaient eu foi dans la *guérison royale* ; des hommes éclairés, d'ordinaire de crédulité difficile, n'avaient cessé de le recommander. John de Gadsden, médecin d'Édouard II, conseille d'y recourir « dans les cas désespérés » ; Wiseman, chirurgien des armées de Charles Ier, dit avoir été témoin oculaire « de plusieurs

1. Dans tous les traités conclus par Louis XIV avec l'Angleterre, à partir du traité de Bréda (1667) les souverains britanniques, dans l'instrument réservé à l'Angleterre, ont toujours porté le titre de Rex Franciæ, dont la raison d'être remontait au couronnement de Henri VI, à Paris, en 1422.

Le titre figure pour la dernière fois dans le préambule du texte latin du Traité de la Haye, du 4 janvier 1717, rédigé en latin pour l'Angleterre et la Hollande; en français pour la France. Dans le préambule du texte latin, George Ier est nommé le premier, avec le titre de Roi de Grande-Bretagne, de France et d'Irlande; tandis que Louis XV n'y porte que le titre de Roi très chrétien. Dans le texte français, Louis XV est nommé le premier, avec le titre de « Roi très chrétien de France et de Navarre » George Ier y portant les titres de Roy de la Grande-Bretagne, duc de Brunswick.

centaines de cures opérées par les mains de Sa Majesté, sans aide aucun de la chirurgie ». Même opinion de John Brown et de Sir Thomas Brown, de Turner et de l'évêque Douglas; sans compter beaucoup d'autres témoignages encore recueillis, aux deux derniers siècles, dans la littérature si riche sur le « don royal de guérison ».

Il en va de même, chez nous, à la même époque. Au commencement du XVIIIe siècle, ce n'est pas seulement dans le peuple qu'est vivace la foi dans l'imposition des mains royales. Dionis, chirurgien ordinaire de Marie-Thérèse d'Autriche, professeur d'anatomie et de chirurgie au Jardin du roi, premier chirurgien de Madame la Dauphine, (dans un aveu d'humilité et d'abdication chirurgicales digne des temps anciens) conseille à tous ceux qu'affligent les écrouelles « de tenter un moyen spirituel si doux pour obtenir leur guérison, avant de se livrer entre les mains des chirurgiens ».

Cette croyance populaire, comme cette foi de quelques rares hommes éclairés, ne survivra pas en France au sacre de Louis XVI.

Après avoir été pratiqué à Reims, le 11 juin 1775, le toucher royal subira une longue éclipse de cinquante ans, en dépit qu'il ait été donné, au milieu d'un immense concours de peuple, avec un éclat qui ne le cédait en rien à la pompe qu'on avait vu déployer aux Sacres de Louis XIV et de Louis XV.

L'Empereur, se faisant par le Pape en personne, le 2 Décembre 1804, sacrer à Notre-Dame de Paris, supprime la *guérison des écrouelles* du cérémonial dont, avec un soin méticuleux, il ordonne lui-même tous les détails afin d'emprunter le moins possible au rituel monarchique.

Napoléon, pas plus que n'y avait songé Cromwell, protecteur de la République anglaise, n'éprouve le besoin d'évoquer les privilèges miraculeux de la royauté. Il place, lui-même, sur sa tête la couronne de Charlemagne, marquant ainsi qu'il la tient du droit de son épée.

Si sur certains sacres il veut se régler, c'est à l'empereur Charlemagne, plutôt qu'au roi Clovis qu'il veut ressembler. Si Napoléon, qui vient de signer le Concordat, rêve de l'investiture sacerdotale que les saintes huiles conféraient aux rois de France, c'est, omnipotent, pour la donner et nullement pour la recevoir.

Louis XVIII règne sans pratiquer le toucher royal.

Quand Charles X sera, le 29 Mai 1825, couronné à la cathédrale de Reims, la Cérémonie des écrouelles tiendra moins de place dans les fêtes du sacre (y attirant à coup sûr moins de monde) que la Revue de la Garde Nationale et des troupes passée au camp Saint-Léonard, par le roi, au sortir de l'hospice de Saint-Marcoul, où la centaine d'écrouelleux rassemblés laisse bien loin derrière elle le souvenir des milliers de malades touchés par les derniers rois.

Le lendemain du sacre[1], « accompagné du Dauphin, de la Dauphine, de la duchesse de Berri, des princesses d'Orléans, du duc d'Orléans, d'une longue suite et d'un nombreux état-major, le roi s'est rendu à l'hôpital de Saint-Marcoul, où Sa Majesté, après avoir fait sa prière à la chapelle, est montée dans la grande salle où se trouvaient rangés environ 120 malades attaqués d'écrouelles, et qui lui ont été présentés par MM. Alibert et Dupuytren. Sa Majesté les a touchés en leur disant : *Le Roi te touche, Dieu te guérisse*, et un aumônier de service leur a distribué des aumônes ».

Charles X, ne prononçant plus les paroles rituelles des premiers sacres : *Le Roi te touche, Dieu te guérit*, ne semble-t-il pas douter lui-même de sa délégation divine, de son pouvoir miraculeux de guérison? N'aurait-il plus simplement que la grâce d'intercession, tout comme saint Marcoul?

De fait, les écrouelleux sont, en 1825, « rangés pour le toucher du roi » aussi rares qu'ils étaient accourus nombreux, au-devant du Béarnais à Paris, au-devant de Louis XIV et de Louis XV à Corbeny, au-devant de Louis XVI à Reims. Et pourtant, combien nombreux étaient les scrofuleux ganglionnaires, il y a moins d'un siècle, à l'époque même où le baron Alibert, médecin du roi, rentrant du sacre de Charles X, décrivant la scrofule, la disait *endémique*[2], tout comme l'avait fait déjà André du Laurens. Ajoutons que le même Alibert, médecin de l'hôpital Saint-Louis, professeur de Thérapeutique à la Faculté de Médecine de Paris, reste, et pour cause, dans son enseignement, muet sur le pouvoir de guérison des mains royales, contrairement à tant d'autres archiâtres qui avaient « tenu la tête des écrouelleux » lors du toucher.

Quel contraste entre le *toucher* fait, en courant, par Charles X à l'hôpital Saint-Marcoul, et la pompe déployée pour la guérison des écrouelles sous Louis XVI ! Quelle tiédeur fait place à l'élan de tout un concours de peuple tant de fois rassemblé, aux siècles passés, au prieuré de Corbeny ! C'est que le temps a marché.

Bien des choses ont changé, à la faveur de quoi la tiédeur succède à l'ardeur religieuse; le doute, l'esprit critique et révolutionnaire à la dévotion, aussi bien qu'à la foi monarchique !

Il en sera donc en France, au commencement du XIXe siècle, comme il en était

1. Alex. Lenoble. — *Relation du sacre de Charles X*, p. 78. Paris, Pochel, 1825.

2. Alibert. — *Monographie des Dermatoses.*

advenu en Angleterre au commencement du XVIIIe; et voilà comme, le toucher n'est plus qu'un souvenir historique, reflet d'une foi, de croyances, de préjugés, de coutumes ayant vécu.

Le dernier comme le premier mot de « la guérison des écrouelles » appartiendra à saint Marcoul : évoqué, aux siècles passés, par le roi anglo-saxon Édouard le Confesseur et par les rois de France; imploré, aux temps présents, par les écrouelleux s'en venant, en rangs chaque année moins serrés, le premier mai, au pèlerinage de Corbeny, comme à Falaise, pour d'autres jours fériés.

Et maintenant, s'il reste vrai que le *de minimis curet Medicus* nous doive être profitable, nous prendrons certain intérêt à l'étude des REPRÉSENTATIONS AU NATUREL du toucher royal, pour peu que, faisant la part des siècles, des idées, des institutions et des mœurs, nous sachions retrouver, dans le cérémonial des Cours de France et d'Angleterre, avec quelques-uns des moyens dont use la Médecine par suggestion, quelques-unes des méthodes employées, de tous temps et dans tous les pays, en Psychothérapie.

LA
VIE DE SAINCT
MARCOVL ABBE' ET
CONFESSEVR.

La Feste duquel se celebre le premier jour de May.

Nouuellement reueuë & corrigée.

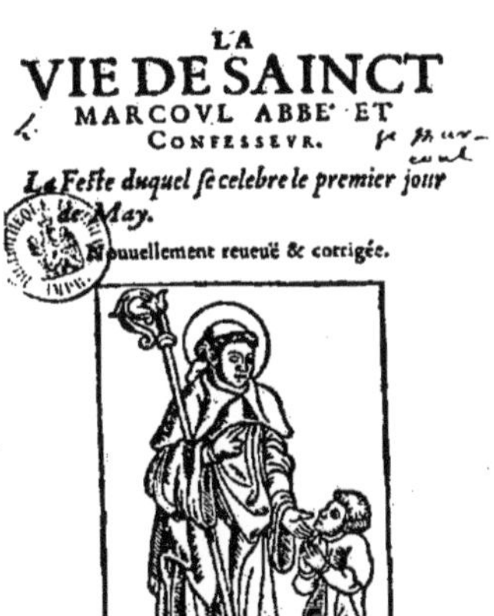

A REIMS,
Par NICOLAS CONSTANT, Imprimeur
ordinaire du Roy.
1619.

60056. — PARIS, IMPRIMERIE LAHURE
9, Rue de Fleurus, 9

www.ingramcontent.com/pod-product-compliance
Ingram Content Group UK Ltd.
Pitfield, Milton Keynes, MK11 3LW, UK
UKHW020457230726
13925UKWH00005B/1989

9 782013 591256